VENÇA!

COM

ALEXANDRE DE BEM

Produção editorial: Vanessa Pedroso
Revisão: Helen Bampi
Capa: Nathalia B. Cecconello
Editoração: Nathalia B. Cecconello
Foto da Contracapa: Silvio Petracek Telles

CIP-Brasil. Catalogação na publicação
Sindicato Nacional dos Editores de Livros, RJ

B392v Bem, Alexandre de

Vença com Alexandre de Bem : uma administração feliz e simplificada nas empresas / Alexandre de Bem ; prefácio Lírio Parisotto.

2. ed. | Porto Alegre [RS] : Buqui, 2020.

152 p.

ISBN 978-65-86118-13-1

1. Administração de empresas. 2. Sucesso nos negócios. I. Parisotto, Lírio. II. Título.

20-64073 | CDD: 650.1 | CDU: 005.336

Leandra Felix da Cruz Candido - Bibliotecária - CRB-7/6135

Buqui Comércio de Livros Eireli.

Rua Dr Timóteo, 475 sala 102
Porto Alegre | RS | Brasil
Fone: +55 51 3508.3991
www.editorabuqui.com.br
www.facebook.com/buquistore
www.instagram.com/editorabuqui

Printed in Brazil/Impresso no Brasil

VENÇA!

COM ALEXANDRE DE BEM

UMA ADMINISTRAÇÃO FELIZ E SIMPLIFICADA NAS EMPRESAS

Projeto DEBEM.TV

2ª EDIÇÃO

editora bupi

AGRADECIMENTOS

À Maria Eliza Contini de Bem, esposa e a minha melhor amiga.

Luiza Contini de Bem, filha.

Leonardo Contini de Bem, filho.

Idelise Damo de Bem, mãe.

José Batista de Bem (em memória), pai.

Pedro Henrique de Bem Cesarino, afilhado.

Jayme Copstein (em memória), grande amigo e inspirador.

E aos amigos e amigas que tornam a vida mais colorida.

PREFÁCIO

PARAR, OUVIR

Não foi uma nem duas vezes que parei para escutar os comentários do gaúcho Alexandre de Bem na rádio e fiquei feliz quando soube que seriam fonte de reflexões para um livro.

O convite para assinar o prefácio me fez pensar na importância, decisiva na minha vida, do que seja parar e ouvir. Quando me reúno com minha equipe, costumo usar uma expressão: "É preciso puxar a língua das pessoas". Mas o que isso tem a ver com o livro de Alexandre de Bem? Tudo: suas falas, marcadas por notável e corajosa franqueza, oferecem experiência vivida na pele a quem quiser parar para ouvir.

Este livro coloca, no mesmo plano, tanto uma citação do gênio multimilionário do varejo Sam Walton quanto uma pergunta feita pela mãe de Alexandre sobre o primeiro dia do filho no novo emprego como administrador no Bank Boston: "Gostaram de ti?".

Alguém poderia subestimar essa indagação, vinda de uma dona de casa, mas não o fará quem sabe ouvir: Alexandre usa essa reminiscência como ponto de partida para tecer seu pensamento amplo sobre carreira e vivência empresarial, de forma bonita, simples, franca. Revela a visão aguda contida na pergunta da mamma.

A explosão das mídias sociais trouxe consigo muitos profetas do sucesso e uma enxurrada de conselhos em pílulas. No meio dessa overdose, porém, há trabalhos notáveis como o do alemão Rafael Badziag, em seu magnífico *The Billion Dollar Secret*, lançado em 2019. Ele reviveu o feito do escritor Napoleon Hill (autor de As Leis do Triunfo, de 1925) e talvez até o tenha superado por ter viajado não somente pelos Estados Unidos, mas rodado o mundo, ao entrevistar 21 empreendedores, saídos do zero, em busca de uma essência comportamental em comum. Tive a honra de ser o único entrevistado na América Latina para *The Billion Dollar Secret* e espero que um dia essa obra de fôlego seja lançada em português. O livro já é sucesso mundial. Eu penso que, da mesma forma, quando Alexandre de Bem fala de Porto Alegre, vai à essência e assim consegue falar do mundo.

Um dos valores que mais sublinhei em meu depoimento ao livro *The Billion Dollar Secret* é justamente a capacidade de ouvir. Eu, você, todos nós corremos o risco de perder chances ao negligenciar a escuta. Quando damos demasiada atenção a elogios sobre nosso sucesso, nosso toque de Midas, aí é hora de redobrar a atenção, por um motivo muito simples:

Se é verdade que não existe nada de novo debaixo do sol, também é fato que cada um de nós, isoladamente, sabe sempre muito pouco. Você, que sabe ouvir, encontrará na fala e escrita de Alexandre de Bem dicas preciosas em administração, direto da fonte: a experiência.

Lírio A. Parisotto

Sobre Lírio Albino Parisotto:

Lírio Albino Parisotto é empreendedor, fundador da Videolar, empresa que escreveu a história das mídias (VHS, K7, CD, DVD) no Brasil e, através de sucessivas reinvenções, é hoje a petroquímica Innova. Parisotto começou no comércio, em Caxias do Sul, trilhou caminho pela indústria e é também aclamado como um dos maiores investidores da Bolsa de Valores no Brasil, com perfil estratégico que se tornou tema de estudos. Lírio foi o único na América Latina escolhido para constar no livro *The Billion Dollar Secret*, fenômeno editorial mundial que revela o modo de pensar de grandes empreendedores saídos do zero.

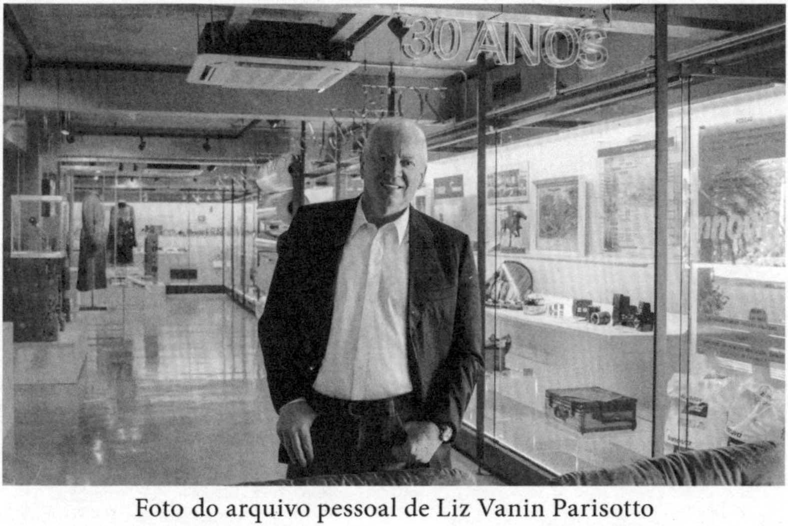

Foto do arquivo pessoal de Liz Vanin Parisotto

GOSTARAM DE TI?

Em 1982, tive uma grande aula de administração por volta da meia-noite de uma segunda-feira no final do mês de maio. Neste dia, comecei a trabalhar no Banco de Boston no centro de Porto Alegre. Depois das 18 horas, fui para as minhas aulas de Administração na Puc.

As aulas terminavam quase 11 horas da noite. Peguei dois ônibus para chegar à casa dos meus pais no Sarandi. Abri o portão da frente, e a porta da casa já estava aberta. A minha mãe, esperando com um grande sorriso, fez apenas uma pergunta: "Gostaram de ti?".

Olhei, pensei e, com toda a arrogância de quem acha que sabe alguma coisa, disse que não era assim. "Mãe, no Banco tem chefes, organograma, cargos e salários, metas e objetivos e blá-blá-blá."

Ela olhou para o infinito e disse: "Tem café quente e uma torrada pronta lá na cozinha".

A cada ano, desde 1982, aprendo mais a responder, de forma incompleta, a uma simples pergunta de uma dona de casa. Ela sabia que, se o filho fosse metido, pouco humilde, sempre falando mais do que ouvindo, fracassaria no novo emprego.

Hoje eu sei que até a senhora da limpeza, se não for com a tua cara, te derruba em poucas semanas.

Vale a reflexão. Você, no seu emprego ou na sua empresa, como responderia à seguinte pergunta:

"Gostam de ti?"?

"Felicidade é fazer o que você gosta
e estar com quem você realmente ama."

Maria Eliza Contini de Bem
empresária

"Reciprocidade é a base de qualquer relacionamento.
De trabalho, amizade e amor...
Cuide de quem está sempre do seu lado!"

Luciano Périco
jornalista

"Compreendo que as relações comerciais e pessoais se iniciam por uma grande rede de networking.
E que a premissa primordial de um negócio de sucesso é a credibilidade."

Francisco Novelletto Neto
empresário

"Os amigos são as joias de nossa coroa
e são aqueles capazes de remover montanhas
ao teu lado."

Paulo Sérgio Pinto
engenheiro, jornalista
e vice-presidente de empresa de comunicação

"Inspire-se em pessoas reais.
Seja generoso com você."

Luiza Contini de Bem
psicóloga

"São quatro os grandes enigmas:
estamos sozinhos no Universo;
como tudo começou, se é que começou,
e quando terminará, se é que vai terminar;
para onde vamos quando morremos, se é que
vamos. Por fim, Deus existe ou é uma equação
do terceiro grau? Neste caso,
pode ser entendido por números..."

Fernando Albrecht
jornalista

CHEFE E LÍDER

Quase todos os dias recebo perguntas de ouvintes querendo saber a diferença entre chefe e líder.

É uma confusão muito comum. Vou explicá-la: o chefe gosta do poder, comanda pessoas, muitas vezes impõe ordens, centraliza as tarefas e está focado em resultados rápidos. Um chefe tradicional é uma pessoa temida e que não perde tempo com a motivação do funcionário, pois acha que a excelência é uma obrigação da pessoa contratada.

Já o líder é um inspirador, mostra o rumo a seguir, vai na frente abrindo os caminhos e encorajando o grupo. E depois vai do lado de cada um. O líder não dá medo, mas é muito respeitado. Ele divide as responsabilidades e desenvolve o potencial do seu time.

Vamos para a vida real.

A Dona Joana é a senhora que faz o cafezinho na empresa. O chefe chama o grupo para tomar o primeiro café na segunda de manhã e diz: "Dona Joana, a senhora não vai nos decepcionar, faça um bom café para a minha equipe de vendas". Com a pressão, ela vai fazer um café nota 5 ou menos. E o grupo vai reclamar.

Já o líder diz: "Dona Joana, sei da sua experiência de 10 anos fazendo café na nossa empresa. Por favor, ensine para o meu time como se faz um café gostoso".

Tenha certeza de que a nossa Dona Joana vai fazer o melhor café da sua vida. E a equipe de vendas do líder vai tomar, sorrir e, no final, alguns abraçarão com carinho a mulher do cafezinho.

"Os desafios que a vida nos impõe
são o oxigênio para o sucesso."

Homero de Toledo
CEO de rede de varejo

"As amizades hoje em dia estão baseadas
em likes e curtidas.
Não se contente com pouco!
Você merece um abraço, um beijo e uma
carta!"

Ico Thomaz
jornalista e chef de cozinha

"Só chega ao final da jornada
quem se levanta após a queda."

Paulo Cesar Notari
empresário de radiodifusão

"Pois vou ser claro, explícito e sincero:
há pessoas que têm a felicidade de trazer
sua verdade no próprio nome.
É o caso do Alexandre de Bem!"

Cláudio Brito
jornalista

"Nas nossas lojas, o layout colorido
marca um espaço confortável e acolhedor.
A composição do mix de produtos foi desenvolvida
especialmente para o público que aprecia cultura,
tecnologia e inovação. Conseguimos com que a
Cameron deixasse de ser uma loja de passagem
para se tornar uma loja de destino."

Delamor D'Ávila Filho
diretor de rede de livrarias

"Ninguém cria marca para registrar,
marca se cria para ganhar dinheiro."

Paulo Afonso Pereira
economista especialista em estratégias de proteção
de marcas e patentes
Atualmente Presidente da Associação Comercial
de Porto Alegre

FRACASSO OU SUCESSO

Um administrador costuma carregar estas frases na sua mente:

“A derrota não é um fracasso sempre.”

“A vitória não é um sucesso eterno.”

No mundo empresarial, as duas ideias são maravilhosas. A primeira, “A derrota não é um fracasso sempre”, é a maneira de deixarmos o grupo de trabalho animado, sabendo que um mês ruim em vendas ou em rentabilidade não vai se repetir para sempre.

É claro, tem que haver um esforço para mudar a situação, uma correção de rumo e, principalmente, uma correção dos maiores erros.

E a segunda ideia: “A vitória não é um sucesso eterno”, deixa todos espertos.

Vendi bem, tenho que lutar mais para vender bem no mês que vem.

"A vida é feita de constantes desafios.
Ao enfrentá-los, descobrimos
nossa real capacidade
e aqueles com quem podemos contar."

Amadeo Henrique Ramella Buttelli
juiz de direito

"Eu não vendo imóveis,
eu vendo confiabilidade."

Rogério Gavillon Carnos
engenheiro

"A persistência ganha do talento."

Leonardo Contini de Bem
administrador

"Ser forte é ter perseverança
para seguir em frente, mesmo que as adversidades
queiram nos abater!"

Rosi Zomer da Silveira
publicitária

"Verdades precisam ser ditas.
Sentimentos devem ser demonstrados.
Projetos devem ser executados.
Viva menos na teoria e mais na prática."

Eduardo Rosmann Volpato
empresário

"Não tente mudar o mundo, mude você,
aí sim o mundo mudará."

Eduardo Porto Alegre Garcia
surfista e educador físico

AGORA OU NUNCA

Mais uma da vida real no mundo dos negócios. Esse caso aconteceu em 2001, no auge das lojas de informática no Brasil. Todos os veículos de comunicação falavam e escreviam sobre como montar uma loja de informática, como vender o computador, seus acessórios e jogos. Na metade do ano, a revista Exame, que é altamente respeitada no meio empresarial, fez uma extensa matéria sobre o varejo de informática, com os seus ótimos resultados e o seu enorme crescimento no país.

Olha que coisa maluca, na semana seguinte, recebi diversos amigos com a revista debaixo do braço, querendo trocar uma ideia. Cito alguns que conversamos: Vlamir Rosa, Jerry Pedroso, Roberto de Bem e Getúlio Barnasque. Só que quem me marcou até hoje foi o Dr. Edson; na verdade, me marcou por não termos conversado.

Ele esteve na nossa loja matriz no horário do meio-dia, e, por coisas do destino, estavam comigo dois fornecedores, um vindo de São Paulo e o outro do Rio de Janeiro. A nossa vendedora Mariane chamou-me no telefone, disse que o Dr. Edson estava no balcão e queria conversar sobre uma loja para o filho.

Aí começou o agora ou nunca. Pedi se poderíamos conversar em outra hora, mas não fui lá embaixo na loja trocar uma palavra. Ele não disse mais nada e saiu.

Lembro até hoje da imagem dele saindo pela porta e não olhando para trás.

No dia seguinte, fui na casa do meu pai, e ele, que nunca me disse o que eu deveria fazer, naquela noite me disse: “Tu deveria ter atendido o Dr. Edson. Sempre se acha um tempo, tempo é uma questão de escolha”.

Na minha cabeça, continuou ecoando o agora ou nunca.

Só para saberem, o Dr. Edson foi vizinho de praia dos meus pais por 30 anos. Todo problema de saúde que aparecia na nossa família, os meus pais pediam orientação para ele. O Dr. Edson foi médico por muitos anos no Hospital Cristo Redentor.

O meu pai se foi em 2013, e o Dr. Edson faleceu no início de 2010.

Agora ou nunca.

Hoje estou usando este comentário para pedir desculpas pela falta de experiência e pela falta de um coração disponível para as pessoas.

Não tenho mais o agora para voltar atrás, sobrou apenas o nunca.

Nota do autor.
Fomos surpreendidos com um texto **EXCLUSIVO** do empresário Renato Malcon, acompanhado de uma história inusitada:

Há aproximadamente 3 décadas, em reunião com João Bosco Lodi, autoridade no tema "empresas familiares", expressei a ele uma opinião que o deixou muito impressionado. Na ocasião ele me disse que passaria a considerar isto em suas atividades profissionais. Quando recebi o convite para participar do livro do meu amigo Alexandre de Bem, transmitindo um conteúdo que pudesse ser útil para outras pessoas, imediatamente lembrei desta frase:

"Uma ótima técnica que utilizo e recomendo, quando necessário viabilizar uma negociação importante, é fazer um exercício para identificar o que a outra parte deseja alcançar e, a partir desta perspectiva, passo a colocar integralmente meu foco e energia, na busca do atendimento desta expectativa. Alguns dizem que é preciso nos colocarmos no lugar dos outros. De alguma forma é exatamente isto."

Renato Malcon
empresário

CAMINHOS

Uma definição profissional na vida é uma busca constante dos adolescentes e dos jovens adultos. Basicamente, são três caminhos:

1º caminho - Carreira nas empresas. Trabalhar como empregado em uma empresa privada, com os seus desafios e com as suas competições de mercado.

2º caminho - Concurso público. Estudar muito e passar em concursos públicos, sempre focando em suas aptidões e talentos, visando uma carreira promissora nos órgãos públicos.

3º caminho - Ser empresário. Descubra em você uma vocação para liderar pessoas, calma para administrar recursos e impostos. E desenvolva uma visão de futuro, mudando o rumo da empresa quando necessário.

Portanto, as cartas estão na mesa. Um emprego em uma empresa privada, um emprego público ou ser líder empresarial. Faça a sua escolha. Use muito o cérebro e um pouco o coração.

"Ame mais e construiremos
uma verdadeira civilização do amor."

Jerry Saul Pedroso de Castro
publicitário

"Não podemos ter o que não amamos."

Eduardo Klock Frank
professor

"Sempre em movimento.
A cada minuto, 60 segundos para aproveitar."

Mauri Grando
jornalista

"Computadores são idiotas rapidíssimos,
por isso quem tem que pensar
é você, o mestre."

Mário Inácio Frank
engenheiro

"Não espere por crises,
sejam elas de qualquer natureza,
para descobrir o que é importante em sua vida."

Oswaldo Rufca
empresário

"Um empresário, para ser bem-sucedido,
precisa ter visão 360º do seu negócio,
assim como de sua vida."

Gerson Keniger Schotkis
engenheiro

99 ANOS

No mundo empresarial, é preciso fazer um planejamento de carreira que fique dentro de um planejamento de vida. Calma. Não vou complicar. Todos nós fazemos uma preparação durante a infância e a adolescência, normalmente estudando muito e trabalhando pouco. Quando chegamos aos 20 anos, passamos a trabalhar mais do que estudar. Isso é o normal entre os gaúchos que são empregados e empregadores.

Agora chegamos ao ponto central do comentário. Não gostamos de planejar até o final. Não temos coragem de determinar o nosso ano final. Fica tranquilo(a). É apenas um objetivo.

Foquei o meu encerramento de vida aos 99 anos. Então, do 0 aos 22 anos, estudos e muita diversão (primeira meta cumprida). Dos 23 aos 53 anos, foram 30 anos como administrador de empresas, com muita, mas muita alegria (segunda meta cumprida).

Dos 54 aos 74 anos, serei um consultor de ideias e emoções (terceira meta a ser realizada). E ainda sobrou a quarta meta, que vai dos 75 aos 99 anos. Serão 24 anos de sabedoria. Bah, estou louco para chegar nessa etapa.

Vem, vida! Seja leve, não seja breve.

"O melhor negócio é o negócio fechado."

Flavio Pereira Kapczinski
médico psiquiatra

"Maria, BOM DIA!!!"

Maria Almeida Faoro
vendedora por 10 anos na De Bem Informática
Faleceu em 18/08/2002 aos 31 anos

"Em se falando de cerveja,
gosto se discute, sim."

Clovis Ebert
cervejeiro

"Construa a vida com uma base bem sólida e sem pesos para voar. Seja você mesmo!"

Roberto Laurindo Alves
médico

"Um mentor é um livro vivo. Busque o seu. Eu tive o meu e soube, do meu jeito, aproveitar muito seus ensinamentos."

Selmo Leisgold
RI da petroquímica Innova
discípulo de Lírio Parisotto

"Família, amigos, saúde, uma praia... Felicidade!"

Simone Primo de Carvalho Alves
assistente social

A FORÇA DO RÁDIO

Sempre acreditei na força do rádio, pois tenho certeza de que é a propaganda que mexe com o imaginário, consegue um efeito maior de comunicação e, por último, cria até fantasias na cabeça do ouvinte. Vamos detalhar as principais mídias:

Jornal

O jornal vem com a notícia do dia anterior, faz uma análise do fato com fotos coloridas, tudo muito racional.

TV

A TV mistura a imagem com o som, mas não atiça muito a imaginação. Não adianta dizer: aquele homem alto, quando ele tem um metro e sessenta. Ou falar: essa linda mulher, quando ela não passa de uma mulher comum.

Agora, voltando ao rádio, ele não te prende. Você pode se movimentar e ouvir. Pode dirigir e ouvir. Pode estar em qualquer lugar do mundo e ouvir, basta baixar um aplicativo grátis.

Fechando a conta, um fator muito importante é que o rádio é mais barato do que o jornal e muito mais barato do que a TV para se anunciar.

E quando você ouvir na Jovem Pan ou na Pan News alguém dizer: "Aquela linda mulher", tenho convicção de que vai acreditar.

"O VERDADEIRO LÍDER NÃO LIDERA ATRAVÉS DO PODER, DA AUTORIDADE OU DE SUA INTELIGÊNCIA, MAS PELA MANEIRA COMO VIVE."

JADER HILZENDEGER
PRESIDENTE DE MULTINACIONAL PARA A AMÉRICA LATINA

"CARREGO COMIGO UM MANTRA:
'QUEM OLHA MUITO PARA O ABISMO
COMEÇA A CONVERSAR COM ELE'."

RICARDO DRIEMEYER
ENGENHEIRO

"O QUE AS PESSOAS FALAM EXPRESSA SEUS SENTIMENTOS. O QUE AS PESSOAS FAZEM MOSTRA QUEM ELAS SÃO."

ROBERTO DAMO DE BEM
EMPRESÁRIO

"Não torne a vida
uma rotina sem propósito...
idealize-se."

Cauê Saut Zanini
publicitário

"Amigos são como aquela caixa
de bombons especiais...
cada um com seu recheio surpresa."

Jane Leatrice Vitt
administradora de empresas

"Um projeto só tem sucesso
se for bom para a cidade.
Ser bonito e bom para quem mora não basta."

Ricardo Alexandre Wagner
administrador de empresas

ABCD

Vou te fazer uma pergunta: nos últimos tempos está faltando dinheiro e sobrando mês na sua vida? Então vou te ajudar com o método ABCD de controle dos gastos. É bastante simples.

A – Alimentação: mantenha as despesas de alimentação da sua família com a padaria, supermercado, açougue e outros.

B – Básicas: mantenha as despesas fundamentais, como o aluguel do apartamento, ou o pagamento do financiamento da casa própria, taxas de condomínio, farmácia, escola dos filhos, telefone, luz, água e plano de saúde.

C – Complementares: reduza as despesas complementares, mesmo sabendo que elas servem para melhorar a sua qualidade de vida e da sua família. São gastos com roupas, alimentação fora de casa, lazer, academia, cinema, cursos e presentes.

D – Despesas Desnecessárias: termine com isso. São gastos com juros do saldo devedor do seu cartão de crédito, conta corrente estourada, taxas e multas de boletos atrasados.

Deu! Termine com esse sofrimento. Pare de comprar o que não precisa!

Espero ter te ajudado.

"Não faça com os outros
o que você não gostaria
que fizessem com você."

Emmanuil Martini Karantanis
empresário e consultor

"Ao meu grupo seleto de companheiros que me privilegiam com suas verdadeiras amizades, que compartilham comigo suas alegrias e perdas e continuam ao longo da vida a me proporcionar conhecimento, apoio e gratidão."

Alexandre Pantelis Nunes Tzovenos
dentista
presidente da Confraria da Cachaça de Porto Alegre

"Planejar, organizar, dirigir e controlar.
As quatro funções do administrador."

Marcia Rosane Hiller
administradora

“Transmitam suas ordens, instruções e correções de maneira tranquila.
Se gritaria resolvesse, os porcos não morreriam.”

José Claudio Warken
professor e militar

“A vida não pede que sejas perfeito,
mas que aprendas a cada dia
a ser a melhor versão de ti mesmo.”

Luis Carlos Damo
comerciário

“Chega um dia em que se o homem não deixar tudo para trás não vai para frente.”

Ana Oliveira
aposentada

CARTÃO OU DINHEIRO

Como o Brasil vem passando por uma recessão desde 2013, a grande pergunta é: como sobreviver à crise???

Uso como regra número 1 fazer uma pergunta muito fácil para as pessoas: isso paga a minha conta no supermercado?

Explico: quando algum colega de trabalho diz assim: "Eu acho que tu tens que trocar de carro", devolvo com a pergunta: "A tua opinião, sem colocar dinheiro, paga a minha conta no supermercado?".

Quando um amigo diz assim: "Eu acho que tu tens que trocar de casa", repito a mesma pergunta. "A tua opinião, sem colocar dinheiro, paga a minha conta no supermercado?"

Pense assim, quando você passa pelo caixa no super, a moça pergunta: "Senhor, vai pagar com cartão de crédito, débito ou dinheiro?". Adianta eu dizer que acreditei nas opiniões de colegas e amigos e que fiquei sem dinheiro para pagar a conta? Não adianta.

Ela vai perguntar pela última vez: "O senhor vai pagar com cartão de crédito, débito ou dinheiro?".

Pegue e pague!!!

Fique de bem com as suas finanças.

"Seja bom, seja grato e dê o seu melhor sorriso hoje para deixar saudades amanhã."

Mariane Flach
vendedora

"Experimente amar o que faz ao invés de fazer só o que ama."

Rafael Ennes Silva
engenheiro

"Quem tem fé tem tudo."

Michelle Lucas dos Santos
secretária

"Eu amo tudo que eu tenho,
e ninguém tem tudo o que eu amo."

Ledir Oliveira
aposentada

"Às vezes vale mais um segundo de reflexo
do que um minuto de atenção."

Renato Damo de Bem
empresário

"O que é meu é meu, o que não é meu é de
outro, mas cuido da mesma forma."

Caciana Nicolini
vendedora

COMPRAR BEM

Comprar bem é fundamental no mundo dos negócios. E para conseguir um bom resultado, o relacionamento com os fornecedores dos produtos é o primeiro passo. Existem algumas técnicas de negociação:

A primeira é tratar o vendedor de forma fria ou até estúpida. Parece engraçado, mas é bastante comum nas empresas. É uma maneira agressiva de se conseguir descontos generosos, principalmente se o vendedor depender muito do cliente;

Na segunda técnica, o comprador torna-se muito íntimo do vendedor, focando em um relacionamento comercial de longo prazo, serve para negociações com dupla dependência, o fornecedor precisa muito dos pontos de venda, e, ao mesmo tempo, o cliente depende muito, mas muito mesmo da mercadoria;

Já a terceira técnica, que é a minha preferida, consiste em um tratamento médio, onde o fornecedor deixa claro que precisa do cliente, abre as melhores condições e, em muitos casos, ajuda na propaganda e na divulgação.

Com tudo a favor, as negociações se repetem muitas vezes.

"O barco está em segurança no cais,
mas não foi para isso que ele foi construído."

Renato Brenner Machado
engenheiro

"Quanto mais a Química me permite conhecer
a complexidade dos minúsculos corpos,
mais eu aprendo a admirar a imensidão de Deus."

Guilherme Rodrigues Figueiredo
escolha de Regina Beatriz Leal Morgavi
professora e mestra em educação em Química

"O silêncio é um amigo que nunca trai."

Diná Moura de Oliveira
vendedora

"A vida é igual ao curso do rio,
tem início, meio e fim, aproveite-a."

José Vinicius Andrade Jappur
magistrado

"A melhor coisa é viajar, botar o pé na estrada
e desbravar esse mundão de coisas boas e mágicas.
A sensação de quem se joga nessas aventuras
é única, rica de aprendizados e ensinamentos
que livro algum será capaz de passar."

Autor desconhecido
escolha de Luiz Henrique Silveira Contini
aposentado

"Prefiro segurar um louco
do que empurrar um burro."

Marcelo Przyczynski
head de TI

COMPRAR OU ALUGAR

Como a interatividade é uma coisa maravilhosa, estou curtindo muito as reações dos ouvintes, tanto da rádio Pan News como da rádio Jovem Pan.

Você não sabe, mas uma dúvida recorrente que recebo todas as semanas é sobre imóveis. São perguntas que giram em torno de alugar ou comprar um apartamento ou uma casa para morar. Como a resposta é de muito risco, respondo assim: "Não sei!". E levo o ouvinte a refletir.

Uma vantagem em alugar um imóvel é que você não desembolsa nada, entra, coloca uns móveis e vai viver. E tem como desvantagem: terminou o mês, terminou o seu pagamento de aluguel, no dia primeiro do próximo mês começa tudo de novo.

Para comprar um imóvel, a desvantagem é que você desembolsa uma reserva muito grande que adquiriu na vida e talvez tenha que completar com algum financiamento bancário. Mais as taxas e impostos. Vantagem: você tem um bem para viver e para colocar em um negócio no futuro.

Fazendo um pequeno balanço: ao alugar um imóvel para morar, não se paga nada na entrada, mas o seu dinheiro termina no final do mês. Você acumulou zero de patrimônio.

Comprar um imóvel para morar custa muito para adquirir, vão as suas economias, mais financiamento, mais taxas e impostos. No entanto, o bem é seu para viver e vendê-lo no futuro.

Então é importante colocar o fator TEMPO.

Vale a pena comprar um apartamento para morar apenas 2 anos?

Vale a pena alugar um imóvel para morar por 5 anos?

Você decide.

Não decida com o coração, decida com a razão. Pense muito, peça opiniões para os familiares, amigos, e amigos de "extrema confiança".

"Empresas que sobrevivem não são as que têm administradores mais experientes, com mais estudo e que aplicam corretamente todas as teorias de administração. Mas as que se adaptam de forma eficaz às inevitáveis mudanças."

Hugo Bruno Caye
engenheiro

"A verdadeira loucura
consiste em tentar ser normal."

Renata Machado
psicóloga

"A fé é como a luz,
ilumina você e os seus sonhos."

Liane Alebrandt
corretora de imóveis

CPF

Emprestar o nome é um problema muito sério nas empresas e nas famílias. É comum entre colegas de trabalho um pedir para o outro comprar um produto no seu nome, pois a pessoa que solicita não tem mais crédito. Normalmente, o segundo também ficará, no futuro, sem crédito.

Além do problema financeiro, se instala um ambiente péssimo no local de trabalho. E alguns colegas acabam tomando partido de um lado ou de outro.

Entre as famílias, não muda muito, as pessoas acabam perdendo o dinheiro e perdendo a amizade de parentes e amigos antigos.

Mentalize! Diga NÃO ao empréstimo do nome e, principalmente, ao empréstimo do seu CPF. Ele é sagrado. Você pode mudar de nome, mas não consegue mudar o número do CPF.

"A GESTÃO POR MERITOCRACIA NÃO DEVE PRIVILEGIAR A ETNIA, O GÊNERO, A ORIGEM SOCIOECONÔMICA E O NEPOTISMO, E SIM RECONHECER O MERECIMENTO PELA DEDICAÇÃO, PELO ESTUDO, PELO ENGAJAMENTO, PELA IDENTIFICAÇÃO AO PROPÓSITO E, PRINCIPALMENTE, PELOS RESULTADOS RELEVANTES ALCANÇADOS."

CLÁUDIO INÁCIO BINS
GESTOR DE RELAÇÕES INSTITUCIONAIS

"VIVA DE MANEIRA QUE NO FINAL VOCÊ SE LEMBRE MAIS DA ENTRADA, DO PRATO PRINCIPAL E DA SOBREMESA DO QUE DA CONTA!"

DAGMAR WEBER GROSS
ARQUITETA

"O nosso diferencial é a garantia, todos os que cortam o cabelo aqui têm 30 dias de garantia."

Luciano Flores
cabeleireiro

"As pedras que encontrei no meio do caminho, juntei todas. Elas ajudaram a construir quem sou hoje."

Marilene Sinhorelli
administradora de empresas

CUSTO BRASIL

Ouvimos no Brasil por mais de 30 anos a expressão: o problema é o custo Brasil. Como é comum, sempre repetimos as frases prontas.

Lembro que assumi com você o compromisso de fazer um comentário simples e esclarecedor. Então, vamos para a vida real!

Um vendedor de uma loja tem como piso salarial R$ 1.800,00 em média. Esse profissional não leva para casa R$ 1.400,00, pois tem descontos legais no seu salário.

O empregador, empresário ou patrão que assina a carteira paga no final das contas R$ 4.000,00.

Calma! Vou repetir. Em média, o empregado de carteira assinada recebe R$ 1.800,00. Tirando os descontos de lei, fica com R$ 1.400,00, e quem assina a carteira paga em média R$ 4.000,00.

É tão grave, que vou salientar mais uma vez: quem vai trabalhar 25 dias por mês ganha R$ 1.800,00, mas recebe um salário líquido de R$ 1.400,00, e quem abre a loja junto com o empregado, durante todos os 25 dias úteis do mês, paga R$ 4.000,00.

Esse é o custo Brasil.

Pense nisso!

"A vida é fácil,
as pessoas é que a tornam difícil."

Juliano Dubal Kaercher
advogado

"Livro, guarda-chuva e mente
só servem se forem abertos."

Denise de Bem Cesarino
pedagoga

"De maneira geral, as pessoas sempre fazem o melhor
que podem. O desafio é aprender a fazer melhor."

Lucas Primo de Carvalho Alves
médico psiquiatra

"Se você não tenta, você não erra!
Também não acerta...
Mas o pior é que você não aprende..."

Rogério Batista Auad
engenheiro

"Muita gente depende de você.
Cuide da sua saúde. Ou você deixará mais órfãos do que sua própria família."

Luiz Soares
jornalista e empreendedor

"Em matéria cartorial tudo tem solução,
se não existe mais saída,
solucionado está."

Marcelo Padilha
escrevente cartorial

CUSTOS

Na administração, é comum usarmos um mantra: os custos são iguais às unhas, precisamos cortar muito e todos os dias. É incrível, mas os custos e as despesas sobem sempre.

Não vou colocar os dois maiores custos que são os fornecedores e os impostos. Os fornecedores podem ser de matérias-primas, no caso da indústria, ou fornecedores de mercadorias, no caso do comércio. E os impostos que são os mais pesados dentro do negócio. Eles ficam para um próximo comentário.

Vou relacionar as despesas populares: luz, telefone, internet, aluguel, pagamento de salários, honorários da contabilidade, honorários do advogado, entregas, assinaturas de revistas e jornais, serviço de limpeza, material de escritório, material de informática e muitas outras despesas.

Entendeu?

Quando você acha que está pagando o mínimo em um desses custos, um outro já está subindo.

Então, faça como se faz com as unhas, corte tudo ao mesmo tempo. Não é fácil. Mentalize o corte de custos e multiplique a ideia entre os seus colegas. Ajuda muito na garantia dos empregos.

"O NÃO é fácil e já temos,
agora conseguir o SIM de nossos clientes
é doloroso, é sofrido,
mas quando vem é maravilhoso."

Luis Grisólio
diretor comercial de veículo de comunicação

"O melhor vendedor
é aquele que sabe vender a si próprio."

Rafael de Quadros Peuckert
empresário

"Dizem que a realidade é uma ilusão.
Assuma isso como verdade e transforme
sua ilusão em uma realidade."

Getúlio Barnasque
engenheiro

"Existem dois tipos de colaboradores
que não servem. O que não faz o que se pede
e o que só faz o que se pede."

Henry Ford,
escolha de Nilo Lagoas
corretor de imóveis

EMPATIA

Há poucos dias, estive em um evento muito interessante em Porto Alegre, com a presença da presidente da Microsoft Brasil. Lembrando que a Microsoft está entre as empresas mais valiosas do mundo, portanto o que a presidente Tânia Cosentino disse é uma lição de vida para qualquer pessoa em qualquer país.

A pergunta que fizemos foi: "Qual é a principal característica do novo profissional no mundo globalizado?".

A resposta foi rápida: "Empatia".

Empatia é a capacidade de se colocar no lugar do outro. É saber ouvir os outros e se esforçar para compreender os seus problemas.

Pronto, o futuro não assusta.

"Em todas as situações da vida,
persiga e não abra mão da coerência.
Através dela se cria a transparência,
algo fundamental na verdadeira amizade."

José Alberto Santos de Andrade
jornalista

"Nunca deixe seu inimigo saber
o que você está pensando,
pois a palavra vale muito, vale prata,
mas o silêncio vale muito mais,
o silêncio vale ouro!"

Silvio Petracek Telles
repórter fotográfico

"Em um mundo tão competitivo, com tantos profissionais de diversos perfis, acredito muito na importância do diferencial de cada um. Proponha-se a fazer tudo com amor e empatia, pois isso fará toda a diferença no resultado final do seu trabalho."

Graziela Franco
Instrutora de treinamento

"Faça ou tente fazer sempre o bem,
uma hora ele volta em dobro para você.

Frederick Worthington
Publicitário

EMPREENDEDOR

Correr riscos se torna muito necessário em períodos de mercado lento, devagar como estamos vivendo.

No Rio Grande do Sul, surgiu um número animador de 12 milhões de habitantes, 2,4 milhões são empreendedores, isso equivale a 20% de todos que moram aqui. E o mesmo número já representa quase 5% de todos os empreendedores brasileiros.

E te passo mais uma boa notícia: de cada 3 empreendedores, 2 resolveram correr riscos, pois identificavam uma oportunidade no mercado, e 1 foi por necessidade.

Quando tem mais gente indo por oportunidade, aumentam as chances de sucesso dos negócios.

Para fechar, ser um empreendedor já está em quarto lugar entre os sonhos dos gaúchos.

1º lugar – Comprar a casa própria.

2º lugar – Viajar por todo o Brasil.

3º lugar – Comprar um carro.

4º lugar – Abrir um negócio.

Parabéns, gauchada!!!

"Ajuste-se, adapte-se, busque estar sempre atualizado, mas jamais tente mudar sua natureza. Tudo soará falso e ineficaz. Busque sempre o melhor, mas em harmonia com suas crenças e valores."

João Müller
administrador de empresas
Diretor de comercialização e marketing
de veículo de comunicação

"Seu negócio é como um jogo.
Você precisa conhecer seus números
para saber se está vencendo."

Eduardo Mendonça
treinador de negócios

"O que sempre penso
é que não adianta uma empresa
ter lucro contábil para o dia 31/12
e não ter fluxo de caixa para se manter.
Isso é sentença do óbito."

Christiano Luiz Vanzin
consultor

"É gratificante poder fazer aquilo que se ama,
mas o que torna ainda mais especial
é encontrar paixão na forma de olhar.
Tenha paixão pelo que fizer, mas tenha em mente
que nem tudo é sempre fácil ou divertido.
Faça o seu melhor, mas nunca deixe de buscar
e entregar mais. É importante saber
aonde queremos chegar e fazer tudo
que for possível para alcançar.
Um trabalho bem feito com dedicação e amor
vale a pena. No final, a prova de um propósito
forte, que faz sentido, é que somos capazes
de superar qualquer obstáculo.

Luiza Lopes Marra
estilista

ESPERAR

No ano de 2019, criei um projeto muito simples, que chamo de forma divertida de Empresários pelo Rio Grande do Sul. Reúno de dois a três empreendedores de áreas variadas e vamos visitar cidades do nosso estado. Já passamos por Canela, Gramado, Caxias, Imbé, Osório, Atlântida, Capão e outras.

O objetivo é simples, fazer uma troca de experiências com empresários locais. O que descobrimos até agora: as pessoas que decidem nas cidades não estão perdendo tempo com as notícias políticas, estão atentas, mas não paradas, esperando por mudanças no país e no estado. Estão tocando os novos projetos e os seus negócios com muita energia.

Esperar não está com nada!

"A conquista só se torna significativa quando compartilhada com aqueles que torcem pelo nosso sucesso."

Marina Camargo Barth
psicóloga

"O sucesso individual em um mundo globalizado só se conquista através de parcerias leais."

João Batista Peixoto Dito
radialista e empresário

"Sigo com meus braços abertos
e meu bom coração para continuar distribuindo
o que transborda em mim. Amor por vocês.

Bruno Elicker
professor

"A inocência, saber que não se sabe,
é a base para o crescimento.
Isso se chama inteligência genuína,
o que diferencia os criativos dos medíocres."

Rafaela Johann
jornalista

FAZER CONTAS

Vou comentar um caso da "vida real" no mercado empresarial. É uma história que aconteceu com a De Bem Informática no ano de 2001. Como não tenho autorização para citar o nome, digo assim: um dos grandes investidores em shoppings no Brasil e que tem alguns shoppings no Rio Grande do Sul me chamou para conversar sobre a duplicação da nossa loja. Como tinha quinze dias até a reunião, o meu colega Eduardo Peters fez uma ótima planilha com os custos para uma loja e os custos para duas lojas.

Bom, chegou o dia da reunião, conversamos sobre os resultados do shopping, sobre a maneira simples e vendedora que a De Bem Informática tinha dentro do empreendimento. Neste momento, veio a proposta, ele ofereceu a loja do lado da nossa. Que tinha uma bela localização. Ao mesmo tempo, abri a planilha.

Resumindo, os custos aumentariam em 80% para dobrarmos de tamanho e a venda teria um acréscimo de 25% no máximo, na minha opinião e na do executivo principal do shopping. Seria um péssimo negócio.

Aumento de 25% no faturamento e um aumento de 80% nas despesas.

Neste momento, ouvi a sua sábia frase: "A diferença é que vocês sabem fazer contas".

E ele mostrou que era muito comum entre os donos de lojas expandir sem muitos cálculos.

Falando sério, aprenda a fazer contas, não decida com a emoção o uso do seu dinheiro.

Pense nisso.

"Nunca tentes destruir o teu concorrente,
ele é uma fonte maravilhosa
para o teu conhecimento!
Um conselho para o sucesso: tenta superá-lo."

Vlamir Rosa da Costa
vendedor

"A vida é longa para SÁBIOS que ousam vivê-la
com a destreza de suas maiores riquezas.
Saúde para o avanço, paz para o equilíbrio
e discernimento para o sucesso."

Nicole Ferreira da Rosa
futura delegada de Polícia

"A idade não é sinônimo de experiência nem de sabedoria, é apenas a certificação de que estamos velhos."

Cláudio Cezar de Albuquerque Costa
arquiteto

"Ganhar dinheiro é economizar. Não importa quanto você ganha, o importante é como você aplica."

Claudio Ebert
cervejeiro e autolocador

FELICIDADE

Vou utilizar o texto de um parceiro digital da DEBEM. TV, a criação é do engenheiro Getúlio Barnasque.

Caso sua meta de vida seja ser feliz, é melhor mudar de meta. Se você conhecer alguém que possa estar sempre feliz, me avise, pois eu não conheço. O que todos nós temos são momentos felizes, e ter muitos destes é no que devemos focar.

Estar feliz é bem diferente de ser feliz (o que implica todo tempo). Agora, se você quiser ter mais momentos felizes e levar a vida mais leve e tranquila, procure ir atrás de metas que estejam ao seu alcance, transforme sonhos gigantes em passos consecutivos, tenha fé e bom humor mesmo nas adversidades, comemore suas conquistas, e assim você alcançará tantos momentos felizes, que todo mundo vai pensar que você é um sortudo que encontrou a felicidade plena.

Aproveite e seja o seu melhor.

Colaboração de Getúlio Barnasque.

"Felicidade é um dever, é um direito
e é a aceitação do que existe.
Portanto, o corpo mais bonito
é aquele onde há alguém feliz por dentro."

Marcelo Lopes Pecoits
profissional de educação física

"Amigos são coisas maravilhosas
que a vida nos coloca ao alcance das mãos!"

Antônio Augusto Vieira
consultor de vendas

"Os processos da empresa
terão que afetar positivamente
os nossos clientes, e os demais processos
são custos, horas perdidas e desnecessários."

Marcos Alfredo Hagemann
farmacêutico bioquímico

"Segundo Einstein, os juros compostos
são uma das forças mais poderosas do Universo,
quando você entender a força deste guerreiro
vai transformar a sua vida financeira,
e seja esperto, faça isso o mais cedo possível."

Delamar Weber Júnior
consultor de gestão estratégica de empresas

HORAS TRABALHADAS

Um administrador busca sempre enxergar o futuro, prever o que as empresas estarão fazendo e oferecendo daqui a 10 anos. Lá na frente tem que ter espaço para o líder, para o gestor. Bom, o grande comandante precisa ser um visionário.

Então, eu, como um administrador com mais de 33 anos de profissão, modestamente vou fazer agora uma previsão para o ano de 2029 aqui no Brasil.

Teremos a metade das carteiras assinadas de hoje, mas em compensação teremos o dobro da oferta de horas a serem trabalhadas pelas pessoas. Viveremos uma compra direta das horas trabalhadas. Sem patrão, sem carteira assinada, sem essa tributação fora da realidade e da competição mundial.

E como isso vai acontecer?

Através de aplicativos, sites, distribuição de folhetos, cartazes nas mãos das pessoas que andam pelas ruas, tanto faz.

Vai ser uma bela revolução!

"Para quem trabalha com entretenimento, algumas coisas devem ser levadas em conta: seu público envelhece, namora, casa ou morre! Por isso é importante renovar suas atrações e rejuvenescer seu público."

Nilo Alberto Felippe Feijó
publicitário e produtor executivo

"Faz parte de situações temporárias da vida."

Philip Marins do Nascimento
enfermeiro

"Quer você acredite
que consiga fazer uma coisa ou não,
você está certo."

Henry Ford,
escolha de Carlos André Sisto Ribeiro
Administrador

"'Mais um dia. Vamos para cima,
porque não dá para reclamar, e podia estar pior!'
É a primeira coisa que eu falo quando acordo."

Lucas Giacchin Uszacki
futuro engenheiro de software

JESUS

O 2019 é um ano ímpar, e daí? Você pode gostar mais de anos pares, mas não espere o ano de 2020. Mal começamos o 2019. Sabe por quê? Eu tenho um amigão que é o Jesus. O seu segundo nome é Jesus. Ele é um daqueles amigos inspiradores.

Em março, o José Jesus passou pela quinta cirurgia em um ano. E para economizar o teu tempo, afirmo que ele voltou mais forte. Ele saiu do hospital e já mandou mensagens para os seus sete grandes amigos. "E aí, gurizada? Vamos almoçar na quinta? No mesmo lugar?"

O que eu aprendo com o Jesus para o meu dia a dia nos negócios e na vida? Ele sempre aproveita aquela quinta-feira como se fosse a primeira vez e também como se fosse a última. É uma lição de entusiasmo pela vida.

Eu aprendo isso com o seu abraço na chegada e o seu forte abraço na saída, no mesmo restaurante de sempre.

Jesus, fique com os amigos, tenha uma vida leve, uma vida longa e sempre perto de nós.

Para o meu amigo José Jesus, o ano de 2019 é um ano ímpar, é um ano único e é um ano inesquecível.

* Texto escrito em 06/03/2019, dia do aniversário de José Jesus.

"Planejamento é importante, mas a execução operacional eficiente é que garante o resultado."

Jorge Luis Bajerski
gestor hospitalar

"Somente existirá comprometimento quando você se sentir dono do negócio."

Ednilson Reis
administrador de empresas

"A sua empresa é a cara da sua equipe. E sua equipe é a sua cara."

Fernando Alano
empresário

"Segunda-feira é o melhor dia da semana, é o termômetro da semana."

Carlos Alberto "Sting" Soares
comerciante

"A força das pessoas não está na qualidade/quantidade de músculos, está na força de vontade de superar adversidades!"

Carlos Eduardo Moretto
médico ortopedista

"Fator I. Tudo no nosso ambiente de negócios tem que ser avaliado primeiramente pelo fator... Afinal, já ultrapassamos qualquer medida confiscatória estadual, fazendo inveja a muitas sociedades que se dizem socialistas."

Cássio Ostermayer
administrador

OLHOS E OUVIDOS

Carregamos um lema fundamental no mundo dos negócios: "Olhos e ouvidos no mercado."

Praticamente, todos os gestores, administradores, gerentes, líderes com as suas equipes, buscam maneiras de descobrir o que as pessoas querem, necessitam e procuram.

Para os negócios corporativos entre empresas, a regra é a mesma. Vale a sobrevivência de um negócio, vale a conquista de um emprego e no fundo vale muito dinheiro.

Então vale a pena memorizar o lema: "Olhos e ouvidos no mercado."

"ENTENDI O QUE ERA FELICIDADE VERDADEIRA
QUANDO OLHEI NA MESA UM COPO DE CERVEJA
AO LADO DE UMA MAMADEIRA."

DIEGO FROHLICH NOGUEIRA
COORDENADOR DE OPERAÇÕES DE ENGENHARIA E MANUTENÇÃO

"QUANDO HOUVER PERDAS SIGNIFICATIVAS,
NÃO TE CONCENTRES NAQUILO QUE FOI PERDIDO;
PROCURA FAZER UM INVENTÁRIO
DE TUDO QUE RESTOU PARA TI, VERÁS QUE É SUFICIENTE."

ERNESTO ALEXANDRE CAYE
MÉDICO

"Com fé, humildade, simplicidade
e os valores da família,
acredito que podemos melhorar sempre,
basta querer."

Eduardo Madeira
administrador

"O caixa nunca é uma causa,
sempre é consequência."

André Burger
economista

PAGUE-SE PRIMEIRO

Uma regra muito importante que vem nos livros de finanças pessoais é a seguinte: pague-se primeiro. O seu desejo de economizar vem em primeiro lugar.

Exemplo: criei um objetivo em janeiro de 2020 que foi o de colocar na caderneta de poupança R$ 200,00 por mês. A minha ideia foi terminar o ano com mais R$ 2.400,00 no banco.

Conseguiu ver a importância da regra?

A primeira coisa que eu faço quando recebo o salário é aplicar os R$ 200,00, e depois vêm as outras despesas.

Pague-se primeiro!!!

Primeiro o seu sonho e depois os novos gastos.

"Nos piores momentos de nossa vida
é que sabemos quem são nossos verdadeiros amigos,
até mesmo me atrevo a dizer:
os verdadeiros irmãos."

José Jesus Pacicco Pinto
aposentado

"Não perde tempo por estar sozinha,
ser sozinha não significa ser solitária."

Otávio Benites de Vasconcelos
bancário

"Aqueles bons momentos com os amigos
são as memórias mais marcantes
que levamos na vida."

Alexandre Gross
engenheiro

"Ser feliz no dia a dia é a melhor maneira de
agradecer a minha existência."

Luciane Athayde
executiva de contas

PONTUAÇÃO DOS VINHOS

Quando você frequenta um grupo que tem um pouco mais de dinheiro no bolso, mais cedo ou mais tarde eles vão falar de vinhos. E o diferencial é saber sobre os tipos de uvas e as suas características. Vai uma dica: é muito complexo, é muito complicado. Fazendo uma conta rasteira, são uns cinquenta tipos de uvas entre os vinhos brancos e tintos.

"Então desisto?" Não! Você pode dar um passo à frente. Fale da pontuação dos vinhos, existem poucos itens e você dá uma "impressionada" nos parceiros.

Lá vai um resumo:

De 85 a 88 pontos – É um vinho muito bom.

De 89 a 90 pontos – É um vinho ótimo.

De 91 a 94 pontos – É um vinho excelente

(você quase chora quando degusta).

De 95 a 100 pontos – Fique de joelhos e beba.

Saúde!!!

"O privilégio de ser professor é como sentar à margem de um rio, embora o cenário pareça ser sempre o mesmo, a gente sabe que a correnteza sempre nos traz águas diferentes!"

Afonso Luís Barth
farmacêutico bioquímico

"Perseverança e resiliência
são ingredientes indispensáveis
na receita do sucesso."

Eduardo Goldfeld
engenheiro civil

"Conhecimento, dedicação e persistência
rendem êxito profissional."

Andréia Minuzzi Faccin
advogada

"Se você dá 10 para a empresa, receberá 10. Não adianta dizer que não faz mais porque não é reconhecido. Você tem que criar um desequilíbrio nesta relação. Dando 12 para a empresa, esta será forçada a reconhecê-lo, ou o mercado o fará."

Hiltor Hassmann
empresário

"Sempre que você se encontrar do lado da maioria, é hora de parar, ouvir e refletir."

Antonio C. Bonilha
representante comercial

"Não se preocupe em gastar menos, pense em como ganhar mais."

Paulo Jorge Irgang
administrador de empresas

PROFIT

Todo esse movimento em função das redes sociais deixa claro que o relacionamento entre as pessoas é algo fundamental e necessário. No mercado corporativo, a importância é ainda maior, você precisa ser visto e lembrado quase todos os dias. As portas vão se abrindo de acordo com as suas habilidades e com os seus contatos.

Na Associação Comercial de Porto Alegre, faço parte do Profit Club, que tem reuniões quinzenais, começando às 7h30 e terminando às 9h, portanto não complica a agenda de ninguém.

Outro diferencial do Profit é a apresentação feita pelos 20 participantes do grupo, cada um tem 60 segundos para contar a sua história ou detalhar o seu negócio. Viu que legal? Um minuto, e nada mais!

O seu tempo vale muito dinheiro, e são novos tempos.

"Tudo vem a mim com facilidade,
alegria e glória!"

Iara Bergel
corretora de seguros

"Nunca feche uma porta. E nunca reivindique algo que você, na hora de pedir emprego, concordou."

José Carlos Spadotto
administrador

"O que nos protege da morte
é a hora determinada da morte."

Claudio Jardim
bioquímico

"Faça o certo. Doa a quem doer.
O Universo retribui."

Renato Silveira
engenheiro

"Para atingir minhas metas:
persistência, discernimento
e muita transpiração."

Mauro Henrique Schilling
engenheiro eletrônico

"Mede três vezes, e corta apenas uma."

João Ary Maia
Uma homenagem do seu filho Marcelo Maia
administrador

QUE BOM

A incerteza está no ar, que bom! Muitos reclamam da crise, da falta de emprego, da falta de dinheiro. Vou falar de novo: que bom!!! Quase sempre na dificuldade achamos um novo caminho, agora não vai ser diferente.

Foi preciso passar por uma crise, que vem de 2015 e que finalizou em 2019. A partir de 2020 veremos uma geração que não quer ter carros, pois prefere as facilidades do aplicativo.

Já vendemos 5% das roupas no país através da internet. Em pouco tempo, a cada 100 peças de roupas, 15 serão compradas on-line. A loja de roupas precisa mudar.

As rádios que eram musicais estão falando cada vez mais, pois o ouvinte busca a palavra e a informação. A seleção musical que o ouvinte gosta já está salva no seu celular.

É o fim de um ciclo. Que BOM!!!

"A paz, começa em mim."

Lúcia Mattos
jornalista

"Paixão, competência e dedicação
são a chave para o sucesso!"

Candida Grillo
administradora de empresas

"Não importa o tamanho da empresa,
o empresário SEMPRE tem que ser grande.
Grande em aspirações, grande em atitudes,
grande em ideias, grande com seus parceiros
e colaboradores. Grandeza não tem nada a ver
com o volume de vendas
e nem com o saldo bancário."

Julio Ribeiro, jornalista
escritor e empresário

"Quando não me contratam, eu me contrato. Eu crio as alternativas, monto um evento, vou em busca do público e vendo o meu peixe."

Renato Martins
jornalista e empreendedor

"Ninguém acorda de manhã pensando: hoje vou ser o segundo em tudo que eu fizer! Logo, vamos lá ser o primeiro!!!"

Wagner Tadeu Francisco
administrador de empresas

"A arte da venda é a confiança!
Sem ela nenhum relacionamento comercial se perpetua!
Sem perpetuação dos relacionamentos caímos numa vala comum!"

Fabrício Salem
empresário

QUE PENA

Vivemos hoje no nosso Rio Grande do Sul uma exportação de talentos, mandando para fora do estado jovens, adultos e até aposentados. Eu como gaúcho estou diminuindo as oportunidades para os novos e até para as crianças. Mas tem mais, você que está lendo também está diminuindo o futuro da gauchada.

Como isso está acontecendo?

São muitos motivos, vou bater em um: vivemos um eterno Grenal, um combate um a um que nunca termina, um PT anti-PT. Não pensamos no Rio Grande do Sul e não pensamos de verdade nos gaúchos.

Falando sério, eu penso assim: eu, eu, eu...

Um egoísmo que não traz investimento, que não traz emprego, que não traz dinheiro novo e não atrai novos moradores.

Um exemplo: a cidade de Porto Alegre tem um milhão e quinhentos mil habitantes há 20 anos.

Que pena! É uma pena.

"O corpo é o seu melhor conselheiro,
e nos sintomas estão todas as respostas
que você precisa."

Catia Silveira
empresária da área da saúde

"Os melhores relacionamentos,
aqueles capazes de durar a vida toda,
são construídos à base de transparência
e confiança, como as amizades
do tempo de escola.
Quem leva esses valores para a vida adulta
sempre se destaca, seja no âmbito pessoal
ou profissional."

Ricardo Bovo Garcia
gestor de pessoas e negócios

"Evite inimigos, corrija sempre às escondidas."

Sérgio Moacir Pereira Garcia (Serginho Moah)
artista

"Ser grato...
Gratidão é o que te faz caminhar para frente, reconhecendo que a vida é uma dádiva."

Milene Sampaio
analista de serviços RH

"Ética, respeito e empatia:
base para nutrir relacionamentos autênticos e perenes."

Rigoberto Gruner
publicitário

"Quanto mais o tempo passa,
menos eu acredito em verdades absolutas."

Lucia Severo Soares
cantora

REPETIÇÃO

O sucesso na vida só acontece com muito trabalho e com muita repetição. O Senhor Sam Walton, fundador do grupo Walmart, que no Brasil tem os supermercados Big, Nacional e Sams Club, contou no seu único livro, *Made in America*, que aprendeu a pilotar pequenos aviões para sobrevoar cidades médias e pequenas nos Estados Unidos, com o objetivo de detectar bairros com muitos telhados novos. A partir daí, ele afirmava: "Precisamos colocar uma loja aqui".

E para completar, tem um depoimento marcante da sua filha Alice que andava com ele desde os 12 anos. Ela dizia: "Existe nos EUA gente que conhece tanto varejo quanto eu, mais do que eu? Não!".

Resumindo: na vida e nos negócios, precisamos de muita repetição para se chegar ao sucesso e aos bons resultados.

Como informação, Sam Walton faleceu em 1992, aos 74 anos, e sua filha Alice tem hoje 70 anos.

"Disciplina, disponibilidade e delicadeza são decisivas para conquistarmos sucesso na vida profissional."

Analisa de Medeiros Brum
empresária

"Para sentir-se realmente bem ao sair de casa,
não basta aquela roupa que o espelho aprova.
Vista alegria de viver e gratidão.
Vista um sorriso, tolerância e gentileza.
Sobretudo, veja e sinta que há gente ao seu redor.
Aprenda. Ensine. Cresça e ajude a crescer.
Você está errado ao pensar que não consegue ajudar o mundo a ser melhor.
E não esqueça de uma tal de Lei do Retorno!"

Gustavo A. Gastal Diefenthäler
juiz de direito em Porto Alegre-RS

"Dê ao cliente apenas aquilo que ele diz querer
e você vai ver o que acontece.
Um dia, certamente aparecerá alguém
— uma empresa ou uma marca —
oferecendo a ele aquilo que ele nem sabia
que desejava tanto.
Até porque ele nunca julgou que fosse possível.

Cláudio Vicente Braile
empresário

"No dia em que aprendermos a ouvir mais
do que falar e abrir mão da razão pela paz,
estaremos no caminho certo!!!"

Rodrigo Vargas
administrador

TODOS OS OVOS

Uma regra básica que precisamos aprender e praticar com o nosso suado dinheiro é a regra número 1 que vem nos livros de finanças pessoais. Nunca ponha todos os ovos na mesma cesta. É simples, se a cesta cair, você perde todos os ovos.

Então, é muito importante diversificar, colocar uma parte do dinheiro em aplicações bancárias básicas, uma parte em imóveis e, se ainda sobrar um pouco, investir em um negócio próprio.

Sempre carreguei comigo uma visão objetiva, não vendo tudo o que eu tenho para comprar uma única ação na bolsa de valores, mesmo que eu tenha informações fortes de uma futura valorização.

Não vendo tudo para construir uma grande casa ou um prédio comercial, mesmo que eu possa ganhar muito no futuro.

Por que não faço isso? Porque e se a ação que eu apostei tudo na bolsa de valores não subir? E se, ao contrário, ela cair muito?

E se o grande imóvel que eu vou construir não conseguir a liberação na prefeitura? Ou não ficar dentro do orçamento? Ou, pior ainda, não conseguir terminar a obra?

Calculo sempre os erros. Eles aparecem, e não é legal perder dinheiro.

"Não ergas um edifício sem fortes alicerces, ou viverás com medo."

Edson da Silva Rosa
representante comercial

"Focar e fazer o que se ama!
Coração e mente alinhados!"

Deyzi Weber
psicóloga e executiva de RH

"Na comunicação, o que importa é como a mensagem foi compreendida, e não como o comunicador gostaria que ela fosse assimilada."

Luis Fernando Moretti Gross
jornalista com MBA em gestão

"No ramo dos negócios, assim como na vida, temos que ser otimistas sempre!"

Andreas Hösch
engenheiro civil

"A vida não nos é dada pronta, o que nos é dado é o direito à vida."

Prof. Dra. Marlene Grillo.
Uma homenagem do filho Renato Grillo Ely
Engenheiro civil, especialista metroferroviário

"Ao final,
é o sentimento que cada um deixou gravado
que faz tudo ter sentido."

Hiltom Quadros
gestor de TI

TRABALHO

Tivemos uma linda mobilização dos gaúchos contra o frio que castiga as pessoas de rua. Uma constatação nas entrevistas que eu ouvi dos moradores foi que eles estavam à procura de emprego. Não tinham conseguido o tal emprego, tinham ficado sem dinheiro e estavam sem saída. Sinto muito, mas vou dizer: os empregos estão desaparecendo. As oportunidades estão para os que procuram trabalho. Vou ajudar a explicar.

Já se fala que em Porto Alegre temos trinta mil motoristas trabalhando para os aplicativos como Uber, 99, Cabify, Garupa e outros. São pessoas que têm a liberdade de trabalhar por hora, por dia, por semana e até a liberdade de parar de trabalhar para os aplicativos.

Viva a liberdade!!!

Talvez com o tempo não saberemos mais em que armário ou gaveta lá em casa deixamos guardada a carteira de trabalho.

A liberdade para trabalhar veio para ficar.

"Felicidade é um exercício,
e não uma meta."

Eloci Karantanis
pedagoga empresarial

"Na vida,
diariamente, ganho
ou aprendo algo."

Alexandre Gorziza
médico

"O difícil eu resolvo logo,
o impossível demora um pouquinho."

Lauro Mayer, falecido em 2018
Uma homenagem da filha Lorena Mayer
dentista

"Faça o melhor que puderes,
pois sempre haverá alguém a te observar."

Carlos Vinicius Sisto Ribeiro
administrador de empresas

VENCI

O Brasil é tão grande, que muitas vezes ouvimos as pessoas dizendo: "Se eu não der certo aqui, eu volto para a minha terra".

No litoral gaúcho, temos pessoas vindas dos quatro cantos do Rio Grande do Sul e também muita gente nascida em Santa Catarina. São brasileiros que vieram tentar a sorte, buscar um emprego, investir por aqui ou simplesmente se apaixonaram e não conseguiram mais largar a cara metade. Essas pessoas prometeram o amor eterno, juraram para os pais, irmãos, irmãs e até para as suas tias que viriam para cá para vencer, para serem felizes.

Você que está lendo e que adotou o nosso litoral, na próxima volta à sua terra natal, diga em voz alta, ou até grite: "Eu venci!!! Eu venci!!!". Não pense só no dinheiro, mas nos novos amigos conquistados, uma família criada, filhos para o mundo e, principalmente, volte sorrindo.

Os vencedores quase sempre estão sorrindo.

É, venci e aprendi a sorrir.

"Muito trabalho, verdade, honestidade
e humildade te levam ao sucesso.
Daí em diante, a caridade te leva a Deus."

Carlos Manoel Damo,
empresário

"Siga seu caminho passo a passo.
Para alguns... pequeno. Para você... firme."

Hellen Firmino
arquiteta

"Todos que desejam vão passar em Medicina.
Deseje de verdade e passe,
ou passe anos se enganando!"

Pierre Gonçalves
professor de Química de pré-vestibular

"Praticar corrida de rua me ajuda
a encontrar a melhor maneira de encarar
os desafios da vida.
A base de tudo é que, em ambas,
é preciso estar permanentemente em movimento
para estar sempre evoluindo."

Diori Vasconcelos
jornalista.

ABRIR E FECHAR

Na administração e na propaganda, falamos que o dia a dia dentro da empresa é dividido em 10% de criação, imaginação e novas ideias. E 90% do tempo em repetição, rotina e resistência.

Você e eu já ouvimos uma frase muito batida que é a seguinte: "Aí tu arranja um gerente bom e começa a delegar". Que sábio!

Uso sempre uma comparação que funciona no varejo. O rei Roberto Carlos delega quase tudo no seu show para a banda e para a equipe de produção. Mas ele canta da primeira à última música e, depois do show, ainda recebe os convidados, patrocinadores e muita gente. Portanto, ele vem trabalhando muito nos seus 50 anos de carreira.

Trazendo para a vida real, você que começou há pouco uma padaria, uma fruteira, uma loja de carros, uma pet shop, um mãos e pés, um pequeno salão de beleza, uma imobiliária, você já está pensando em diminuir a carga horária? Tchau! O mercado não te quer.

Tem que ralar de 10 a 15 anos para ter algum resultado satisfatório, ou então nem entra no jogo.

É claro, tem que trabalhar muito, mas dentro do seu limite, respeite o seu limite. E descubra se tem talento para lidar com gente, se tem paciência para ouvir as pessoas e se você gosta de trabalhar de dez a doze horas por dia. E ainda bota nessa conta todos os sábados e alguns domingos.

Pronto, bem-vindo ao comércio!

Espero ter te ajudado.

"Considere críticas construtivas como alimento para teu crescimento. Teus erros de hoje serão teus conteúdos de aprendizagem para teu sucesso de amanhã."

Olidio Renato Volpato
professor

"Se você quer que as coisas mudem...
Mude primeiro seus pensamentos."

Naiaja Pereira
coordenadora administrativa financeira

"Este ano perdi, falhei, venci, chorei, ri, amei, mas acima de tudo... sobrevivi."

Celita Maria Klock
aposentada

"Nenhum fracasso
vai resistir à força do trabalho."

Ricardo Anderle Junior
empresário de seguros

O DINHEIRO E O FUTURO

Atualmente se fala muito em ter dinheiro guardado para o futuro, mantendo uma reserva para emergências, surpresas desagradáveis e gastos fora da previsão.

Carrego comigo três regras financeiras muito simples:

1 – Para sobreviver no dia a dia: três meses de reserva.

Exemplo: a minha família gasta R$ 10.000,00 por mês, então tenho R$ 30.000,00 aplicados no banco, com a possibilidade de resgatar em um ou dois dias.

2 – Para emergências – Acidentes, desemprego e outras surpresas desagradáveis: nove meses de reserva.

Exemplo: a família gasta R$ 10.000,00 por mês, então preciso ter uma aplicação de R$ 90.000,00 no banco para sacar em poucos dias.

3 – Parar de trabalhar: preciso ter acumulado na minha vida duzentos meses de reserva.

Exemplo: para não trabalhar mais, tenho que continuar gastando R$ 10.000,00 por mês lá em casa e ter aplicado no banco R$ 2.000.000,00. O rendimento mensal de 2 milhões gira em torno de R$ 10.000,00 por mês.

Resumindo:

1 - dinheiro na mão – 3 meses.

2 – emergências e acidentes – 9 meses.

3 – para chutar o balde, largar tudo – 200 meses.

Viu? Não tem mágica.

"Vaidade que me faz tão longe
ir atrás de tudo que eu não preciso."

Volnei Mittmann Marques
corretor de imóveis

"Gostar do ofício e conhecer a atividade
escolhida são fundamentais
para o sucesso profissional."

Alberi Adolfo Feltrin
farmacêutico

"Qualquer pessoa pode escrever livros.
Mas nem todos têm talento
para costurar um texto
que seja realmente interessante.
Ser escritor requer disciplina, foco, criatividade
e conhecimento sobre o que escreve.
Alexandre é administrador, profissional
responsável por funções estratégicas
em empresas. Aquele que organiza, planeja e orienta
os diversos setores
E ele fez isto por muitos anos.
Portanto, escreve sobre o que conhece, vivenciou.
Desejo sucesso Alexandre.
Com certeza vai valer cada minuto
investido neste livro."

Ângela Puccinelli
Administradora, empresária e às vezes escritora

O PERFUME DA FLOR

Tenho visto nas visitas que eu faço às empresas uma preocupação muito grande com as redes sociais, com o mundo virtual, com as novas mídias e, principalmente, com as opiniões dos internautas de todas as plataformas.

Tudo isso é legal e importante. Mas precisamos ir muito além, melhorar o foco, temos que consultar as pessoas que compram produtos da indústria, que adquirem mercadorias das lojas ou buscam uma prestação de serviço.

Os empresários e as suas equipes precisam buscar informações, descobrir o que os clientes querem. E por que compram ou não compram das empresas.

Lembrei-me de uma expressão da minha mãe, a Dona Idelise, que no auge dos seus 80 anos de vida costuma dizer: "O computador de vocês pode mostrar a foto de uma flor, mas ele não mostra o perfume que uma flor deixa no ar".

“Se perguntarmos para que serve a Literatura,
minha resposta inicial é: para nada.
Ela não me capacita a fazer contas
e a cuidar de minha vida financeira,
ela não me capacita a verificar,
em um supermercado, ao olhar os dados de
determinado produto alimentício,
se ele fará mais ou menos bem à minha saúde;
ela não me capacita a construir casas
para as pessoas terem um teto;
ela não me capacita a defender os direitos de
alguém;
enfim, praticamente, ela para nada serve.
No entanto, se eu olhar para a Literatura
e perceber que ela me dá: capacidade
de me colocar no lugar dos outros
e entender suas dores;
capacidade de perceber o que realmente está
sendo dito, sob a fala que se me apresenta;
capacidade de exercitar minha imaginação;
capacidade de me dar a conhecer outras realidades;
capacidade de fazer com que eu descubra dentro de
mim as minhas emoções mais profundas e escondidas;
capacidade de que eu me entenda melhor ao ver nos
dramas de “pessoas de faz de conta” meus próprios
dramas, a Literatura passa a ser essencial.
Ela nos humaniza, e isso não é pouco.”

Suzana Borges da Fonseca Bins
professora aposentada

Confissões de um lojista.

"Algumas frases que eu gosto de usar
com a equipe de vendas:
- Digam sempre a verdade para o cliente,
mas digam do jeito certo.
- Aprendam a ouvir os clientes.
Dos mais simples também vêm
os maiores aprendizados.
- Pessoas gostam de atenção...
Deem muita atenção!
- Sou de uma geração na qual fui criado dentro
do princípio de que dedicação e esforço
são a base do negócio. Até hoje sou o primeiro
a entrar e o último a sair.
- Uma das vantagens de se envelhecer
é que passamos a conhecer muita gente
e a cada dia valorizar mais as pessoas
que merecem e fazem parte da nossa história.
- Às vezes, simplesmente abrir a porta da loja
para o cliente e recepcioná-lo com um bom-dia
pode definir alguns diferenciais da empresa."

Rogério Strube
engenheiro e comerciante

VOLTA LOGO

Assumi um compromisso com as equipes da Rádio Jovem Pan (103,1 fm) e Rádio Pan News (93,2 fm) que falaria sobre o mundo dos negócios, marketing, comércio, shopping, administração de empresas e relações humanas. Mas esse comentário não vai respeitar o compromisso.

Eu tenho uma filha de 26 anos que foi morar em São Paulo no dia primeiro de abril. Você que está lendo pode associar o meu caso ao seu, em que um filho, para crescer, progredir, acabou saindo de casa.

É louco, mas é verdade, os pais não estão preparados para viver longe dos filhos. Não. Mesmo que venha a ser muito melhor para o filho, não estamos preparados. Nunca estaremos prontos para ver um filho saindo de casa.

Segure as lágrimas, olhe o filho nos olhos e diga: "DEUS vai estar do teu lado!!!".

APRENDENDO SEMPRE

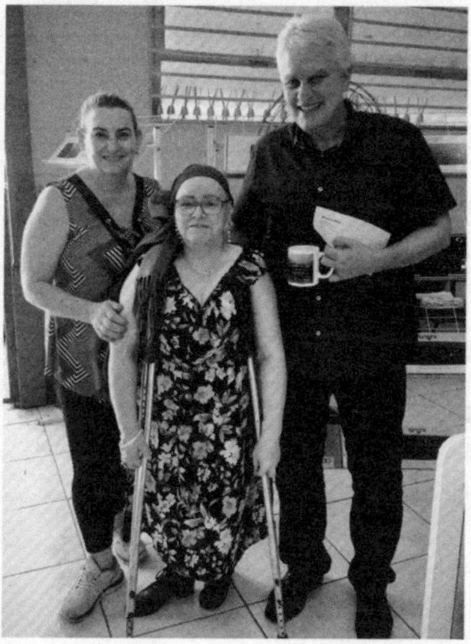

Mariane Flach, Eva Regina Vieira Lisboa e Alexandre de Bem.

Foto tirada em 31/01/2019.

Foi o último dia de uma parceria muito legal que eu tive com a Eva.

Ela ficou por bons anos fazendo ficha de leitura de livros e da revista Exame, diretamente da sua casa, pelo telefone. Resumia de três a quatro páginas em uma página e meia, e fazia um ditado das 12h30 às 13h. Foi a melhor maneira que eu achei para memorizar matérias envolvendo o mundo dos negócios. Depois desta grande ajuda, criei coragem para fazer comentários e até para escrever um livro.

Eva Regina Vieira Lisboa, muito obrigado pelo esforço e dedicação. Aprendi muito contigo.

Importante, a Eva está procurando novas oportunidades.

Facebook: Eva Regina (Mana).

QUEM É ALEXANDRE DE BEM

Alexandre Damo de Bem nasceu em Porto Alegre/RS em 21 de janeiro de 1963, é administrador de empresas formado pela PUC/RS em 1985. Possui pós-graduação em Marketing pela ESPM, especialização em Varejo pela ESPM e especialização em Gestão de Clubes de Futebol pela Unisinos.

Fundador da rede de lojas DE BEM Informática, que permaneceu no mercado por 33 anos e marcou época no cenário gaúcho empresarial.

Hoje tem o foco principal na DEBEM.TV, que começou como um projeto imobiliário e está sendo ampliado para outros segmentos.

Com este livro, Alexandre busca simplificar a administração, as finanças pessoais, e as relações humanas com pitadas de felicidade.

Whatsapp: (51) 99569-3322
E-mail: alexandre@debem.com.br
www.facebook.com/debeminformatica
www.facebook.com/alexandredamodebem
www.instagram.com/alexandre.debem
www.debem.tv

buqui

www.editorabuqui.com.br